QUELQUES CONSIDÉRATIONS

SUR LA

PROPAGATION & LA PROPHYLAXIE

DE

LA DIPHTHÉRIE

PAR

L. DE CRESANTIGNES

Docteur en médecine de la Faculté de Paris

PARIS

LIBRAIRIE OLLIER-HENRY

13, RUE DE L'ÉCOLE DE MÉDECINE, 13

1885

QUELQUES CONSIDÉRATIONS

SUR LA

PROPAGATION & LA PROPHYLAXIE

DE

LA DIPHTHÉRIE

PAR

L. DE CRESANTIGNES

Docteur en médecine de la Faculté de Paris

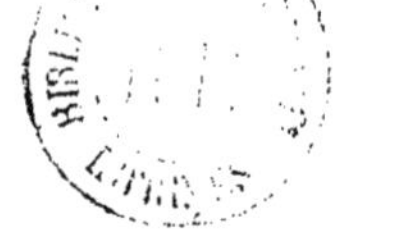

PARIS

LIBRAIRIE OLLIER-HENRY

13 RUE DE L'ÉCOLE DE MÉDECINE, 13

—

1885

A mon Président de Thèse

MONSIEUR LE PROFESSEUR DAMASCHINO

A mes maîtres dans les Hôpitaux

MONSIEUR LE DOCTEUR LANCEREAUX

MONSIEUR LE PROFESSEUR GUYON

MONSIEUR LE DOCTEUR BUCQUOY

MONSIEUR LE DOCTEUR PINARD

MONSIEUR LE DOCTEUR STAPFER

MONSIEUR LE DOCTEUR BESNIER

MONSIEUR LE DOCTEUR JULES SIMON

Hommage de reconnaissance

INTRODUCTION

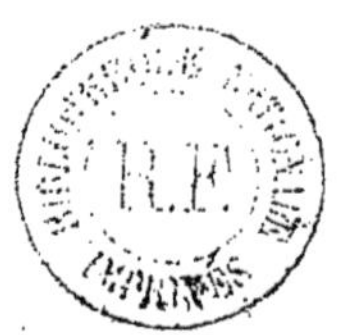

Le caractère contagieux de la diphthérie est admis par
tous les hygiénistes et par tous les médecins ; cependant,
nous voulons montrer par cette courte étude, qu'à côté
des modes de contagion unanimement admis, il en est
d'autres moins connus et qui, cependant, ont une importance extrême. En effet, la diphthérie peut se transmettre
par l'intermédiaire d'une personne qui, n'étant point atteinte elle-même, se trouve, ou s'est trouvée en rapport
avec des diphthéritiques ; elle sert aussi de véhicule au
germe contage et constitue l'intermédiaire de l'infection.

La mort de notre mère par diphthérie survenue dans
des conditions bien observées, alors que nous-même étions
attachés au pavillon d'isolement de l'hôpital des enfants
malades, nous a engagé à poursuivre des études déjà
commencées dans cette voie ; nous avons pensé qu'il était
utile d'appeler l'attention du monde médical sur les faits
de cet ordre, puisque de leur connaissance découlent des
conclusions toutes pratiques, et c'est cette conviction qui
nous a décidé à vaincre la répugnance instinctive que

nous avions à traiter un tel sujet, si peu de temps après le malheur qui nous a frappé.

Nous étudierons ici sous le nom de *contagion médiate ou par intermédiaire* le mode de contagion que nous avons indiqué plus haut.

Cette étude étiologique formera un des chapitres les plus importants de notre thèse. Il sera précédé de quelques considérations sur l'augmentation du nombre des diphthéritiques à Paris. La troisième partie, corollaire des deux précédentes, comprendra l'ensemble des mesures prophylactiques à employer pour combattre un ennemi toujours menaçant.

Nous remercions nos maîtres dans les hôpitaux des leçons qu'ils nous ont données et monsieur le professeur Damaschino de l'honneur qu'il nous a fait en acceptant la présidence de cette thèse.

CHAPITRE I

CONSIDÉRATIONS GÉNÉRALES SUR L'AUGMENTATION DE LA DIPHTHÉRIE A PARIS

La diphthérie est de toutes les maladies contagieuses celle qui, sans contredit, a fait dans ces dernières années le plus de progrès ; cette progression ascendante est bien nettement démontrée par la lecture des rapports des statistiques publiés dans ces derniers temps.

Parmi les compte-rendus les plus détaillés et les plus circonstanciés, ceux qui occupent le premier rang sont certainement ceux de M. le Dr Ernest Besnier : il les a communiqués à la société médicale des hôpitaux ; et c'est dans les bulletins de cette société qu'on en trouvera la publication. Nous extrayons de l'un des derniers rapports publiés par ce maître éminent les lignes suivantes : « Les progrès de l'hygiène publique, sont aussi impuissants à arrêter la marche envahissante de la diphthérie, que les progrès de l'art médical à guérir ceux qu'elle a atteints ; sa mortalité , sans cesse croissante depuis vingt ans, a pris depuis dix ans une allure rapide qui l'a doublée et qui la met en permanence au premier degré de l'échelle comparée des maladies régnantes. Durant ces dix dernières années, marquées cependant par des épidémies graves, la fièvre typhoïde n'a causé à Paris que 13004 décès, les fièvres éruptives réunies : rougeole, variole, scarlatine que 14100. Or la diphthérie, à elle seule en a produit 16629. Se rend-on bien compte dans le public administratif et parmi les médecins, de cet effroyable tribut ? Apporte-t-on médicalement et administrativement à cette situation toute l'attention qu'elle comporte ? Nous ne le croyons pas, et c'est à peu près en vain que depuis tant d'années nous n'avons cessé de signaler le mal et ses progrès incessants. »

En 1878, M. Jules Worms étudiait l'extension de la diphthérie dans les principales villes d'Europe, et exposait le résultat de ses recherches à une des séances du congrès international d'hygiène de Paris.

Dans une savante étude sur la propagation de la diphthérie à Paris, et sur les mesures qu'il conviendrait de prendre pour l'enrayer (Revue mensuelle des maladies de l'enfance, Juin 1884, et Compte-rendus du conseil d'hygiène publique et de salubrité du département de la Seine), M. le Dr Auguste Ollivier a consigné les résultats que lui a fourni son expérience personnelle. Il a basé son travail sur les chiffres publiés par le bureau de la statistique municipale, à la tête duquel se sont trouvés successivement MM. Bertillon, père et fils.

Nous ne voulons point reproduire le tableau des décès survenus à Paris par croup, angine diphthérique, qu'à dressé M. Ollivier. Cependant, nous croyons devoir emprunter quelques considérations générales de premier ordre.

Les proportions sont les suivantes : en 1865, sur 100,000 habitants, on compte 53 décès par diphthérie ; tandis qu'en 1883, il y en a 87. Et encore cette dernière année n'a pas été la plus meurtrière, puisqu'en 1877, 1881 et 1882, la mortalité s'est élevée à 121, 103 et 106. Cette progression est surtout marquée depuis 1875. De 1875 à 1883, la mortalité a été presque double de celle des dix années précédentes. Si nous prenons au hasard deux années, nous voyons qu'en 1872, il y a eu 1149 décès, tandis qu'en 1882, il y en a eu 2390 ; il faut toutefois tenir compte de l'augmentation de la population qui s'est notablement élevée.

La statistique de l'hôpital des enfants malades, que nous aurons toujours plus particulièrement en vue, n'est pas moins éloquente que ces statistiques générales que nous venons de résumer. En effet le nombre des entrées pour diphthérie dans cet hôpital, présente un chiffre relativement très élevé : il correspond au quart environ du nombre total des malades admis à l'hôpital.

Voici depuis 1877 le chiffre total des diphthéritiques soignés à l'hôpital des enfants.

1877	696
1878	710
1879	579
1880	573
1881	681
1882	794
1883	738

La mortalité a subi, elle aussi, la même augmentation. Sur 100 diphthéries, on compte le nombre proportionnel de décès suivants :

1877	56.03
1878	59.10
1879	59.04
1880	72.07
1881	74.10
1882	60.07
1883	64.97

Dans le premier trimestre de l'année 1884, la proportion est encore plus forte que dans les années précédentes, et si la fréquence et la gravité de la diphthérie devaient persister au même degré, disait M. Jacques Bertillon dans le *Bulletin hebdomadaire de la statistique municipale* du 15 avril dernier, dans tout le courant de l'année, on arriverait au chiffre de 136 pour 100,000 habitants. Ces craintes heureusement ne se sont point réalisées, car bien qu'aucun travail d'ensemble n'ait été encore fait pour la dernière moitié de l'année 1884, on a pu constater une légère diminution.

Si au lieu de baser la statistique sur le nombre des diphthéries, nous prenons comme terme de comparaison le nombre de croups opérés, nous voyons que pour le seul hôpital des enfants, en dix ans, la proportion a triplé. Ceci résulte de la statistique publiée sur les trachéotomies faites à l'hôpital des enfants malades de 1872 à 1882 (Voir *Revue mensuelle des Maladies de l'Enfance* 1883, page 94).

Années	Croups opérés.
1872	103
1878	262
1879	228
1880	234
1881	277
1882	301

Nous n'insisterons point plus longtemps sur ce sujet ; nous passerons de suite à l'étude de quelques-unes des causes qui viennent faciliter la propagation de la diphthérie. Elle fera l'objet du chapitre suivant, qui, sans être un exposé complet, n'en présentera pas moins un grand intérêt.

CHAPITRE II

SUR QUELQUES CAUSES DE CONTAGION DE LA
DIPHTHÉRIE. — DE LA CONTAGION MÉDIATE OU
PAR INTERMÉDIAIRE

On a beaucoup écrit sur les modes de propagation de
la diphthérie : il a même été possible dans bon nombre
d'épidémies de suivre le développement de la maladie et on
trouvera le résumé de tous les travaux publiés, soit dans
les articles *contagion* (1) des dictionnaires, soit dans les
traités de pathologie et plus particulièrement dans l'important travail de M. A. Sanné (2). Les auteurs, étudiant
les nombreuses conditions dans lesquelles peut naître la
maladie, ont toutefois peu insisté sur la transmissibilité

(1) Dictionnaires.
(2) Sanné, traité de la diphthérie, Paris 1877.

par intermédiaire. Ce mode de propagation a cependant une grande importance et des faits bien observés le rendent incontestable. On admettait que la transmission pouvait se faire de trois façons : 1° par contact direct ; 2° par inoculation, 3° par l'air ambiant. Il faut maintenant en ajouter un quatrième, la transmission par intermédiaire.

Pour démontrer la vérité de cette assertion, il est important de réunir un certain nombre de faits. Ceux que nous avons recueillis sont, il est vrai, peu nombreux, mais ils n'en sont pas moins très-concluants. Il eut été certainement facile d'en réunir un nombre beaucoup plus grand, mais nous n'avions ni la compétence, ni le temps nécessaires pour entreprendre un pareil travail.

Nous sommes persuadé qu'en interrogeant leurs souvenirs, beaucoup de praticiens se rappelleraient avoir observé des faits de diphthérie semblables à ceux qui suivent, et qui ne reconnaissaient pas d'autre cause que la contagion médicale.

OBSERVATION I. (*Personnelle*).

Diphthérie par contagion intermédiaire. Mort.

Depuis le premier décembre 1884, je remplissais les fonctions d'externe au pavillon des diphthéritiques à l'hôpital des enfants malades, service dont M. le Docteur Jules Simon était alors chargé.

Chaque jour, je passais un assez long temps dans les

salles, écrivant les cahiers de visite, changeant les canules des enfants trachéotomisés, assistant aux opérations et étudiant avec le plus grand soin les petits malades. J'arrivais directement du dehors, vêtu comme je l'étais en sortant de chez moi, et, après avoir déposé mon chapeau et mon pardessus sur une table, je travaillais sans vêtement spécial et sans tablier. Mes effets d'habillement se trouvaient ainsi en contact intime et prolongé avec l'air des salles de diphthéritiques.

Dans la nuit du mercredi 24 au jeudi 25 décembre 84, ma mère, qui était en bon état de santé, qui ne s'était trouvée en rapport avec aucun malade depuis un temps fort long, sentit un léger mal de gorge et attribua ce malaise à un refroidissement qu'elle avait eu la veille en assistant à un enterrement:

Le jeudi 25, cette angine était tellement bénigne qu'on n'y prit point garde: elle s'accompagnait d'un picottement à la gorge et d'un peu de gêne de la déglutition. La nuit fut bonne comme d'habitude. Le vendredi 26, le mal de gorge augmenta un peu, l'état général restait toujours ce qu'il était auparavant, c'est-à-dire excellent.

Samedi 27, l'angine avait fait quelques progrès : malgré cela et malgré mes conseils, la malade voulut recevoir plusieurs personnes amies qui vinrent lui faire visite. Elle en éprouva un peu de fatigue et j'insistais le soir même pour regarder le fond de la gorge. Je constatais de la rougeur sur les piliers du voile du palais, plus particulièrement sur le pilier droit, sur la paroi postérieure du pharynx, sur les amygdales. A la partie moyenne de l'amygdale droite, il existait un petit point blanc qui n'offrait pas de caractères suffisants pour que je pusse faire un diagnostic certain et qui me laissa dans une grande inquiétude.

Le dimanche matin, le point blanc avait augmenté en surface : il offrait une coloration légèrement grisâtre et paraissait être très adhérent. Il existait un peu d'adénite cervicale à droite ; l'état général restait bon. J'instituai de suite un traitement sérieux ; au lieu des gargarismes simplement émollients des premiers jours, je prescrivis un vomitif (ipéca), qui détacha une parcelle de l'exsudat : je pratiquai des badigeonnages avec du jus de citron, des injections antiseptiques, la malade prit à l'intérieur du perchlorure de fer et fut soumise à une alimentation fortement réparatrice avec eau-de-vie et café. Vers le soir je constatai sur le pilier droit du voile une plaque opaline, qui ne confirma que trop le diagnostic que j'avais porté le matin. La déglutition devint de plus en plus pénible.

Lundi matin 29 décembre, je vais voir à l'hôpital des enfants, mon exellent maître M. Jules Simon, qui me promit de venir voir la malade dans la journée et m'engagea à appeler pour me seconder un médecin : c'est à mon ami le docteur Tisné que je m'adressai. Quelques heures plus tard, M. Simon confirma le diagnostic et approuva le traitement institué.

Malgré les badigeonnages les plus soignés, malgré des irrigations antiseptiques pratiquées toutes les heures pendant le jour, toutes les deux heures pendant la nuit, malgré des soins de tous les instants, l'état local alla en s'aggravant rapidement. Dans la journée du mardi, les fausses membranes s'étaient étendues à tout le pharynx, aux piliers du voile du palais, à la luette et aux amygdales. Une adénite sous-maxillaire avait considérablement déformé la région cervicale.

La gravité de l'état local s'accuse encore dans la journée du 31 décembre : la voix est voilée, il n'existe cependant aucune gêne de la respiration.

1ᵉʳ janvier 1885. — L'état général était resté bon ; la respiration se faisait normalement, les poumons étaient libres dans toute leur étendue, ainsi que le dénotait une auscultation minutieuse. La température était de 38° 6 le soir ; il n'y avait pas d'albumine dans l'urine, pas de signes d'infection générale. Dans la journée, à la suite d'une violente quinte de toux, la malade avait expulsé un fragment volumineux de fausses membranes, sur lequel on reconnaissait manifestement l'impression des anneaux de la trachée.

Le vendredi 2 et le samedi 3. — Les accès de toux devinrent de plus en plus fréquents et ne permirent plus que de courtes périodes de sommeil. De nouvelles pseudo-membranes étaient expulsées à chaque instant : leur forme, leur calibre indiquaient qu'elles venaient des bronches et que l'extension s'était faite jusqu'au niveau de leurs dernières ramifications.

Le dimanche 4, la dyspnée était très intense, le rhythme de la respiration s'accéléra très rapidement et à trois heures la mort survint par asphyxie.

Dans cette observation que nous avons cru devoir rap-

porter toute entière, nous avons insisté à dessein sur les conditions étiologiques dans lesquelles l'affection s'est dévelop-
pée.

La contagion médiate n'est pas moins nette dans le cas
suivant qui nous a été communiqué par un interne des
hôpitaux.

Observation II (*inédite*)

Diphthérie par contagion intermédiaire

M. S..., interne à l'hôpital de la Pitié, était sur le point
de retourner dans sa famille, quand on l'appelle auprès
de l'enfant d'un des employés de cet établissement. Il
reconnait, après un examen attentif, qu'il s'agissait d'un
croup, et prescrivit un traitement approprié. Il arriva
chez lui à Passy, après avoir fait une longue marche à
pied. En entrant, il embrassa ses parents. Le lendemain,
sa sœur, qui n'était point sortie depuis quelques jours, qui
ne s'était trouvée en contact avec aucun malade, se plai-
gnit d'un léger mal de gorge. Cette affection fut consi-
dérée d'abord comme tout à fait bénigne. Le lendemain
les symptômes locaux étaient plus accusés ; M. S... exa-
mina la gorge et s'aperçut qu'il existait sur les amygdales
des plaques pseudo-membraneuses d'un gris blanchâtre,
et un peu d'adénite cervicale. Le diagnostic d'angine
diphthéritique fut porté, et un traitement énergique ins-

titué. Les choses évoluèrent heureusement vers la guérison qui fut complète une dizaine de jours après. La contagion s'était faite par un intermédiaire non atteint lui
même : M. S... n'avait pu changer de vêtements.

Observation III

Nous trouvons dans un article publié par M. Sevestre,
dans le numéro du *Progrès médical* (1) du 5 juillet 1884,
un fait du même genre que les précédents ; il est résumé
de la façon suivante :

L'année dernière, dans mon service de l'hôpital Saint-
Antoine, une convalescente de fièvre typhoïde fut prise
de diphthérie, alors qu'il n'y en avait aucun cas dans la
salle, isolée de tout le reste de l'hôpital (pavillon Lorain).
Interrogée, la malade nous apprit que, quelques jours
avant, elle avait reçu la visite de sa sœur, infirmière à
l'hôpital Trousseau, dans le service de la diphthérie, et
que celle-ci lui avait laissé un petit châle en laine qu'elle
portait habituellement sur ses épaules dans son service.
C'est ce châle qui avait été le véhicule de la contagion.

(1) *Progrès médical,* 5 juillet 1884. De la propagation et de la prophylaxie
de la diphthérie.

Observation IV (1)

Diphthérie par contagion intermédiaire

Une ferme, distante de toute autre habitation de plusieurs centaines de yards (le yard, environ 9 centimètres) était occupée par une famille composée du père de la mère, de quatre enfants, et de trois servantes.

Il n'y avait eu, avant le début de l'épidémie, aucune communication avec une maison où se trouvât la maladie. La localité était élevée en altitude sèche, et sans épidémie de voisinage. Le 24 octobre, on remarqua, chez un enfant de 11 ans, des signes indubitables de diphthérie, après un malaise de 2 jours. Le lendemain, le père et un autre enfant furent atteints. Le 26, 27 et 30 octobre, les servantes furent, l'une après l'autre, saisies par la maladie.

On apprit par l'enquête que le 19 octobre, trois jours avant que le premier enfant montrât des symptômes de diphthérie, une femme d'un autre village avait rapporté de l'ouvrage de couture, qu'elle avait pris à faire chez elle dans son cottage, où se trouvaient deux enfants malades. L'un de ces deux enfants mourut, à peu près subitement

---

(1) *The incubation and transmission of diphtheria* par le Dr J. H. Salter, dans le Brit. Méd. Journ. décembre 83. — D'après le Dr Emmet Holt, in archives, *of pédiatri s march* 84.

d'une maladie qui fut appelée bronchite ; l'autre, examiné par le médecin, officier de police médicale, présentait des signes bien marqués de diphthérie.

L'enfant qui mourut, avait été récemment voir des amis, dans une ville éloignée, où régnait la diphthérie. L'infection semble donc avoir été importée par la couturière. Elle habitait à deux milles de là, et ne fut pas atteinte elle-même par la maladie.

Observation V (1)

L'auteur rapporte un autre cas de transmission par un tiers, qu'il a observé en 1875. Une servante appartenant à une maison dans laquelle la diphthérie régnait d'une manière intense, et qui s'était largement employée à soigner les malades, alla se reposer quelques jours, dans la famille de sa mère, à trois milles de là.

Bientôt après, plusieurs enfants de cette famille furent atteints par la maladie et trois en moururent. Ces trois cas formèrent le noyau d'une épidémie grave, et la servante elle-même fut prise un mois après.

Observation VI (*Inédite*)

Diphthérie par contagion intermédiaire

Nous devons à l'obligeance de M. Florand, interne dis-

(1) Idem.

tingué des hôpitaux, qui a été attaché successivement à l'hôpital Trousseau et à l'hôpital des enfants malades, l'observation suivante :

Au mois de juin 1884, il existait dans un des collèges de Paris, un petit foyer de diphthérie. Il fut appelé à opérer un premier élève atteint de croup. Quinze jours après on le fit venir dans la famille de M. de R... Un jeune enfant de deux ans présentait des signes évidents de diphthérie laryngée et dut être trachéotomisé.

Cherchant à connaître les conditions étiologiques dans lesquelles s'était développé ce croup, M. Florand fit une enquête minutieuse. Il apprit alors que le frère aîné de son petit malade était élève au collège dont nous avons parlé, et que plusieurs des camarades de sa classe avaient eu la diphthérie. Ce jeune garçon n'avait point été atteint lui-même, et il parait nettement démontré qu'il a cependant été l'agent de contagion, en transportant le germe du collège dans sa famille.

Telle est la première série de faits que nous nous sommes proposés de rapporter. Il est très probable que dans chacun de ces cas, les vêtements ont joué un grand rôle. Il est possible d'établir d'une façon encore plus nette les dangers que peuvent faire courir les vêtements de personnes qui ont eu la diphthérie. C'est ainsi que, même à une période éloignée, ils peuvent encore servir de véhicule. Le fait suivant est tout à fait typique.

Observation VII (1)

Un fait que j'ai observé, il y a deux ans, à Passy, avec le Dʳ Larcher, semblerait même démontrer que des objets ainsi contaminés peuvent conserver pendant longtemps une puissance contagieuse. Il s'agissait dans ce cas d'une jeune fille, dans d'excellentes conditions hygiéniques, absolument isolée de tout cas de diphthérie, mais dont la mère avait deux ans auparavant succombé à cette maladie. Après la mort de cette dame, on avait renfermé dans un meuble un certain nombre d'objets qu'elle avait eu près d'elle pendant sa maladie. Deux ans après, ses deux filles vidèrent ce meuble qui pendant tout ce temps était resté fermé, et se partagèrent les objets qui y étaient contenus. Quelques jours après (et, je le répète, sans que l'on ait pu trouver une autre cause), l'une d'elles était prise d'une diphthérie assez grave, mais qui se termina cependant par la guérison.

Dans l'article que nous avons eu l'occasion de citer dans le chapitre précédent, M. le Doct. Ollivier a montré comment la contagion pouvait se faire à la suite du transport des malades par l'intermédiaire des voitures publiques. Dans ces cas, les sujets ne sont plus dans le milieu où la maladie est prise, et l'agent de contagion reste pour ainsi

(1) *Progrès médical, loco citato,* p. 540.

dire enfermé dans un espace restreint, conservant pendant un temps plus ou moins long toute son activité. « Que doit-il arriver, lorsque des enfants malades et des enfants bien portants sont réunis dans un même véhicule ? Il est impossible de méconnaître l'imminence du danger de contamination. Et cependant, la chose arrive tous les jours, sur toutes les lignes d'omnibus qui passent au voisinage de certains hôpitaux. J'ai vu plusieurs fois des enfants tenus sur les genoux de leur mère, venir souvent de fort loin, à la consultation des enfants malades. Je les examinais quand c'était mon tour de service : ils avaient qui le croup, qui une angine diphthérique. Dans l'omnibus qui les avait amenés, se trouvaient non seulement des adultes, mais encore d'autres enfants.

Et personne ne se doutait du danger ! Nous avons pu nous mêmes, plus d'une fois, nous rendre compte de la gravité de cette rencontre d'individus sains et d'individus malades dans une même voiture.

Plusieurs auteurs ont montré, du reste, que ce qui est vrai pour la diphthérie, l'est aussi pour d'autres maladies contagieuses, et on a cité des exemples d'une authenticité indiscutable à propos de la variole.

Observation VIII (1)

M. Ollivier résume dans les lignes suivantes un fait

(1) Ollivier. *loco citato* p. 266.

très instructif qu'il doit à l'obligeance de M. le docteur Ribemont.

Le regretté professeur Parrot, fut un jour appelé à donner des soins à trois enfants de la même famille atteints simultanément d'angine diphthérique ; tous les trois moururent. En recherchant la cause de cette infection, M. Parrot découvrit que, quelques jours auparavant, ces enfants avaient été conduits en promenade dans une voiture qui avait servi, le matin même, au transport d'un jeune diphthérique à l'hospice des enfants assistés.

On a démontré que, dans certaines épidémies de fièvre typhoïde, l'eau avait été l'agent de la contagion ; parmi ces recherches, celles qui peuvent être à bon droit considérées comme les plus démonstratives sont dues à M. Dyonis, des Carrières d'Auxerre. Koch, étudiant aux Indes la marche du choléra, a trouvé le bacille (germe-contage) dans les eaux des fontaines et des rivières. En est-il de même pour la diphthérie ? La solution de cet intéressant problème n'est point encore possible aujourd'hui, étant donné le peu de recherches faites dans ce sens. Certains faits tendraient cependant à démontrer que, pour la diphthérie, comme pour les autres affections contagieuses, l'eau pourrait servir de véhicule. Dans une épidémie de diphthérie qui éclata à Raffetot, dans le pays de Caux, il en a été ainsi : la relation a été faite par M. le docteur Hélot de Bolbec ; il l'a publiée dans les travaux du Conseil d'hygiène de la Seine-Inférieure (1)

(1) Epidémie de diphthérie attribuée à des émanations putrides. — *Revue d'hygiène* 1881, et *Journal de médecine et de chirurgie pratique*, 1881, p. 509.

Observation IX

Epidémie de diphthérie attribuée à des émanations putrides

A Raffetot, village de 700 habitants, situé sur le haut plateau qui commence le pays de Caux, et très-salubre, vivait depuis longtemps un tripier dont l'habitation, entourée d'une petite cour, se trouvait à 10 mètres environ d'une mare enclose elle-même dans les fossés de la propriété. Cette mare ne pouvant fournir à son maître l'eau suffisante pour son métier, il en avait fait un réservoir où se rendaient et se condensaient les eaux chargées de matières animales qui lui avaient servi. Situé à quelques mètres d'un chemin public, ce réservoir devint bientôt tellement infect, que les chevaux, surpris par l'odeur en passant sur la route, s'emportaient quelquefois, et que les voisins finirent par s'en plaindre. Au mois de mars 1866, un cultivateur des environs eut l'idée d'enlever le contenu de cette mare pour le répandre sur ses terres à titre d'engrais. Quelques jours après, une épidémie de diphthérie commençait par la famille elle-même de ce cultivateur et les hameaux voisins des terres arrosées ; de là, elle se répandit si rapidement dans le village, qu'au bout de six mois, on n'aurait peut-être pas compté 100 personnes qui n'en n'eussent plus ou moins ressenti les atteintes : la mortalité moyenne de l'année en fut plus que doublée.

Dès le début de l'épidémie, on avait fait jeter dans la mare suspecte une certaine quantité de chaux vive, et le tripier ayant à la même époque changé de domicile, on n'y fit plus aucune attention ; cependant cet industriel n'avait pas quitté la commune ; il s'était établi dans un autre quartier où il continuait ses errements. Il avait creusé à quelques pas de sa maison une excavation de la contenance de quelques mètres cubes, où les eaux de lavage et de cuisson venaient encore s'amasser et se condenser, quand elles ne débordaient pas, les jours de pluie ; de plus, le liquide pouvait filtrer lentement à travers le sol et se rendre dans une mare publique, servant à l'alimentation de tout le hameau.

Cependant cet état de choses dura onze ans, sans qu'il y eut de manifestations épidémiques ; mais en 1877, le même fermier qui avait causé la première épidémie, en arrosant ses terres avec cette eau en putréfaction, amena le même résultat. L'épidémie commença cette fois par le quartier même du foyer d'infection, très-rapproché du reste des terres arrosées, et se propagea avec une grande rapidité. L'administration municipale, aussitôt informée par M. le Dr Helot, fit cesser les arrosages pernicieux et força le tripier à conduire ses eaux dans un puits creusé à cet effet.

Bien qu'on n'ait pu faire l'examen microscopique et chimique des eaux des deux mares, et que l'on ne puisse aussi savoir si elles présentaient des particularités spécifiques, cette coïncidence de deux épidémies de diphthérie, se produisant, dans des conditions absolument identiques, à onze ans de distance, et sans autre manifestation dans l'intervalle, n'en est pas moins intéressante ; elle montre tout au moins la possibilité d'un danger jusqu'ici fort peu connu, et laisse supposer un nouveau chapitre intéressant de l'étiologie et de la prophylaxie de la diphthérie.

Dans une des dernières séances de la société de médecine pratique (1), M. le Dr Pruvost a rapporté une histoire fort curieuse : appelé à soigner une jeune bonne diphthéritique, il rechercha les causes de l'infection, et après une enquête très minutieuse et un examen détaillé des fausses membranes et des colonies de champignons développés sur le plafond de l'appartement où habitait la malade, il crut pouvoir établir, d'après ces données, des relations de cause à effet. Il eut été intéressant d'examiner après les colorations mises en honneur dans ces dernières années, les germes contenus dans les fausses membranes et dans les moisissures de la chambre. L'eau a joué encore dans ce cas un certain rôle, car les spores s'étaient développées à la suite d'une infiltration remontant à trois mois et occasionnée par la rupture d'un réservoir. L'analyse suivante du mémoire de M. le Dr Pruvost nous a paru intéressante à rapporter, bien que notre conviction ne soit point absolue.

(1) Contribution à l'étude étiologique de la diphthérie. — *Journal de Médecine de Paris*, 20 septembre 1884.

OBSERVATION X

Le 24 février dernier, une jeune bonne d'une vingtaine d'années, un peu lymphatique, mais d'une bonne santé antérieure, se plaignait depuis la veille de mal de gorge et de difficulté d'avaler. Rougeur diffuse de l'arrière gorge sans gonflement des amygdales ; ni coryza, ni engorgement ganglionnaire ; pas de fièvre, appétit conservé.

Le surlendemain, la malade, traitée par les gargarismes émollients et le sulfate de quinine, était très-faible et n'avait pas dormi ; au plafond de sa chambre, située au sixième étage, le docteur Pruvost remarque une large tache de moisissure de soixante-dix centimètres de diamètre, correspondant à la tête du lit. Cette tache et d'autres du même genre, disséminées sur le mur, provenait d'une infiltration d'eau remontant à trois mois et occasionnée par la rupture d'un réservoir.

Six semaines après cet accident, une toux quinteuse, ressemblant à la coqueluche, était survenue chez la jeune bonne. L'auscultation ne révélait rien de particulier à la seconde visite, mais à l'examen de la gorge, on découvrit sur l'amygdale gauche une tache pseudo-membraneuse d'un blanc terne, s'étendant déjà sur une partie du pilier antérieur correspondant. Les autres parties de la gorge étaient seulement un peu rouges et un peu luisantes. La déglutition n'était pas gênée, un peu de douleur seulement dans l'oreille gauche. Pas de nasonnement, pas de coryza ; un peu d'engorgement sous-maxillaire à gauche. Pouls faible, non fréquent. Adoucissement du pronostic tenant à l'idée conçue aussitôt, que les moisissures du plafond pouvaient jouer un certain rôle dans l'étiologie des fausses membranes.

La malade est transportée dans une chambre saine au troisième étage. Irrigation d'eau de chaux dans la gorge toutes les deux heures ; attouchement des fausses membranes trois ou quatre fois par jour avec un pinceau trempé dans une solution phéniquée à 1/30 ; gargarismes fréquents avec une solution légère de chlorate de potasse dans de l'eau de guimauve ; extrait mou de quinquina à l'intérieur et nourriture substantielle.

Nouveaux accidents et aggravation de l'état général le lendemain. Faiblesse, teint blafard, enchifrènement, voix nasonnée, écoulement par la narine gauche ; engorgement ganglionnaire très prononcé du même côté en forme de boudin, s'étendant de l'angle de la machoire jusqu'au milieu du cou, le long du bord antérieur du sterno-mastoïdien. Fausses membranes moins épaisses et moins étendues que la veille. Irrigations d'eau de chaux prescrites toutes les heures, aussi bien, cette fois, par les narines que par la bouche.

Le lendemain, teint moins pâle, voix plus nette, engorgement ganglionnaire diminué des 2/3.

La même médication a été continuée encore pendant quelques jours et graduellement tout est rentré dans l'ordre.

Traitement tonique dans la suite par l'iodure de fer. Dans les premières visites une comparaison morphologique a été faite entre la plaque pseudo-membraneuse de la gorge et les moississures du plafond. Ces dernières apparurent à un grossissement de trois cents diamètres, sous forme de petites spores vertes excessivement nombreuses et très réfringeantes, les unes libres et disséminées au milieu de quelques rares filaments mycéliens, les autres très-fines et groupées en masses arrondies ou sporanges.

En quelques endroits, on voyait des sporanges rompues qui avaient laissé échapper une partie de leurs spores. Les tubes de mycélium rares, vu le caractère superficiel du raclage et l'abondance de leurs fructifications, étaient, les uns longs et flexueux, généralement isolés, mais s'anastomosant aussi quelquefois sous forme d'Y irrégulier, les autres beaucoup plus petits sous forme de bâtonnets tantôt réguliers, tantôt plus ou moins moniliformes, quelquefois anastomosés en V ou en Y, renflés pour la plupart à chacune de leurs extrémités.

Les fausses membranes apparaissent constituées par un grand nombre de blocs, à contenu hyalin, anguleux, déchiquetés, réfringeants, dont les nombreux prolongements offraient à certains endroits quelques ressemblances avec des rameaux de cerf. Çà et là, quelques cellules pâles et munies d'un noyau avec un nucléole. Ces cellules, à peine déformées pour la plupart, présentaient en général des petites brèches qui semblaient avoir été la voie d'infiltration d'un certain nombre de petits éléments qui formaient autour des blocs une sorte de réseau très fin. Ces éléments étaient constitués par de fins corpuscules isolés ou associés au nombre de deux ou de trois. Lorsque les espaces devenaient un peu plus libres, on voyait en outre de petits corpuscules arrondis et réfringeants, quoique peu colorés, ressemblant à cela près aux spores des moisissures.

Que résulte-t-il de l'ensemble des éléments que nous venons de réunir? Premièrement, en se basant simplement sur les données cliniques, il est évident que la diphthérie se transmet par un germe contage. Deuxièmement que cette contagion se fait non-seulement lorsqu'il y a un contact immédiat avec les malades, mais encore par des personnes qui, non atteintes elles-mêmes, se trouvent ou se sont trouvées en rapport avec des diphthériques; enfin par des objets (linges, vêtements, pièces de pansement) qui ont servi pendant le traitement; enfin par les voitures et les logements qui ont abrité les personnes atteintes.

Le germe existe ; pour qu'il se développe, il est nécessaire qu'il soit ensemencé dans des conditions tout à fait particulières; il faut, pour nous servir de l'expression, qu'il tombe dans un terrain propice.

Nous n'aborderons point la question de la transmission par inoculation, qui, depuis Bretonneau, a vivement préoccupé les pathologistes : parmi les expériences demeurées célèbres, nous citerons celle de Reynal (1), de Harley (2),

(1) Bouley et Reynal, *Nouveau dictionnaire de médecine, de chirurgie et d'hygiène vétérinaire*, tome I, page 606.
[2] Harley, journal fur Kinderkrankreiten, 1861.

de Hüeter et Tommasi (1), du professeur Félix de Buc-
charest (2), de Trousseau, de Peter (3), de Duchamp (4),
enfin des différents auteurs qui ont étudié la question tout
dernièrement en Allemagne (5). Les résultats obtenus, soit
avec des produits provenant directement de diphthéritiques, soit avec des liquides de culture, n'ont point toujours été semblables. Nous sommes convaincu, pour notre
part, que si bon nombre d'expériences sont demeurées
stériles, c'est qu'on ne se trouvait point dans les conditions propices au développement de la maladie. Le terrain
n'était pas disposé, le résultat était nul. M. Peter a pu, il
est vrai, sans qu'aucun trouble ne survienne dans sa santé,
se faire à la lèvre inférieure trois piqures avec une lan-
cette chargée de matière semi-fluide, reconnue diphthéritique au microscope.

Des internes, et en particulier un de nos amis dont la
santé est florissante, a pu aussi, alors qu'il était interne
à l'hôpital des enfants malades, se faire une plaie du doigt
pendant une trachéotomie, sans observer le moindre accident. Par contre, lorsque l'état général est plus ou moins
délabré, des accidents peuvent éclater et revêtir une forme
très grave. Nous avons lu dans la thèse de M. Landouzy (6)
l'histoire d'un interne qui, fatigué par la longueur des
épreuves du concours du prosectorat, put s'inoculer la
diphthérie, alors qu'il disséquait le cadavre d'un enfant

(1) Centralblatt, 1866.
(2) Beitrage zur keuntniss der Diphtherie. Wien. med. Worchen, 1870.
(3) Thèse de Paris, 1859.
(4) Thèse de Paris, 1875. Du rôle des parasites dans la diphthérie.
(5) Semaine medicale-passim, 1883-84.
(6) Landouzy, des paralysies dans les maladies aiguës, thèse d'agrégation, 1880.

mort du croup. Ces conditions de réceptivité sont d'ailleurs les mêmes pour d'autres affections épidémiques : les dernières expériences de M. Rochefontaine, faites à propos du choléra, ne peuvent non plus être considérées comme fort démonstratives, étant donné que le sujet de l'expérience était dans d'excellentes conditions de santé.

L'étude des conditions qui favorisent le développement de la diphthérie, constitue un des chapitres les plus importants de l'histoire de cette maladie. Nous aurions beaucoup à dire sur ce sujet; nous nous contenterons d'exposer celles qui nous ont paru présenter le plus grand intérêt. Le jeune âge est une des conditions les plus favorables, et il n'est pas besoin d'insister longtemps pour le reconnaitre, puisque la majorité des cas observés à Paris, dans les grands ou les petits centres, frappe principalement les enfants. Leur agglomération dans les écoles, dans les collèges, dans les cités ouvrières, et même dans les hôpitaux, où l'isolement n'est point ce qu'il devrait être, vient constituer une cause puissante de contagion en raison même des contacts multiples et souvent aussi des mauvaises conditions hygiéniques dans lesquelles ils se trouvent. Nous empruntons à M. Ollivier les considérations suivantes qui nous ont paru du plus grand intérêt : « On peut dire que l'agglomération est une cause banale, mais c'est à coup sûr une cause efficiente et essentiellement active. Plus il y a d'enfants dans un espace donné, plus les rapports sont fréquents, plus il y a de chance de voir des cas nombreux de diphthérie. Il est difficile, en formulant cette proposition, de ne pas songer aux cités ouvrières, aux anciennes maisons de certaines rues, les rues de Montreuil et du faubourg Saint-Antoine, par exemple. Les enfants, c'est-à-dire les sujets les plus aptes à prendre la diphthérie, sont plus nombreux là que partout ailleurs. De plus, les occasions de contamination se présentent à toutes les heures. L'isolement légendaire des habitants d'une même maison, à Paris, n'existe pas dans les quartiers ouvriers; qu'un enfant soit malade, c'est un va et vient continuel de petits voisins du même palier, et souvent du même escalier, et de leurs parents. »

La déchéance physiologique qui succède aux maladies de longue durée, ou à des affections plus courtes, mais non moins graves, telles que les fièvres éruptives, vient, elle aussi, favoriser le développement de l'affection. Nous avons cité plus haut l'histoire d'une malade de l'hôpital Saint-Antoine qui fut atteinte de diphthérie pendant la convalescence d'une fièvre typhoïde. Nous pourrions certainement multiplier les exemples, car, dans les hôpitaux d'enfants, il est de règle que « les cas intérieurs » s'observent à la suite d'autres affections chez des petits malades déjà déprimés. Dans ces dernières années, à l'hôpital des enfants, avant que l'isolement fut organisé, il n'était point rare d'observer des diphthéries chez des enfants qui, entrés pour une bronchite, une pneumonie, un rhumatisme, avaient successivement eu la rougeole, la scarlatine, et en fin de compte la diphthérie. Il n'était point possible de conserver de doutes dans de pareilles circonstances, les petits malades s'étant trouvés dans la même salle que d'autres enfants du même âge atteints d'affections contagieuses.

Le surmenage doit être, lui aussi, invoqué, et il est

d'observation courante que c'est à la suite de fatigue,
d'excès de travail ou de plaisir, que sont frappés, le plus
souvent, les internes chargés du service des diphthéritiques. Nous devons à un de nos amis communication des
faits suivants, dans lesquels les conditions de développement, les modes de contagion de la diphthérie ont été
scrupuleusement observés.

OBSERVATION XI. (*Inédite*)

*Diphthérie chez un jeune homme surmené, à son arrivée à
Paris. Le malade devient lui-même le point de départ
d'un nouveau foyer de contagion.*

Le nommé C... François, âgé de 18 ans, charcutier,
entre à l'hôpital Larihoisière, lé 23 avril 1883 ; il est soigné
au n° 14 de la salle St-Vincent pour une angine diphthéritique.

Ce jeune garçon avait fait à pied le voyage de Clermont-
Ferrand à Paris, vivant d'aumônes et couchant dans les
granges. Quelques jours après son arrivée, il s'est trouvé
en contact avec un de ses jeunes cousins atteints du croup.
Ce cousin était entré à l'hôpital des enfants malades pour
une affection chirurgicale de la jambe et y avait contracté
une diphthérie du pharynx et du larynx. A la visite du
jeudi, les parents voyant leur enfant très malade et sur le
point d'asphyxier s'opposèrent à toute opération ; il le ra-

menèrent chez eux où il mourut dans la journée du samedi. Quelques heures avant la mort, notre malade C... était entré dans la chambre du petit moribond, et y avait séjourné pendant quelques minutes, se tenant toutefois à une certaine distance du lit. Après la mort, il s'en approcha encore plusieurs fois, et à plusieurs reprises s'assit auprès du lit mortuaire.

La journée du samedi se passa bien. Le jeune homme fit une promenade et s'endormit le soir comme d'habitude.

La première moitié de la journée du dimanche fut également bonne ; mais vers midi il ressentit une violente céphalalgie; il avait perdu l'appétit, et ne pouvait avaler que difficilement les aliments solides. Vers le soir, il eut un accès de fièvre; la voix changea de timbre. La nuit fut agitée.

Le lundi matin, le malade prend un vomitif, et éprouve une légère amélioration ; elle fut peu durable ; et le soir même, les accidents nécessitent l'entrée du malade à l'hôpital. Au moment de l'entrée, on constate sur l'amygdale gauche des plaques d'un gris blanchâtre peu épaisses. Le mardi, les deux amygdales considérablement augmentées de volume sont recouvertes dans toute leur étendue de fausses membranes; la luette fortement œdématiée, ne présente aucun exudat. Son augmentation de volume et la saillie considérable des amygdales rétrécissent l'orifice du pharynx, d'où la gène de l'inspiration et la légère dyspnée que présente le malade. La voix est nasonnée ; les ganglions cervicaux postérieurs et parotidiens sont tuméfiés, et un peu douloureux. L'auscultation du cœur et du poumon est négative ; il n'y a pas d'albumine dans l'urine, température 37°8.

25 avril. — L'état général est à peu près le même que la veille. Le malade a vomi spontanément ; le gonflement des amygdales parait un peu moindre. Température, matin 38° 6, soir 39° 4.

27 avril. — La luette est prise : elle présente une gaîne pseudo-membrane, offrant des prolongements longeant le bord inférieur du voile du palais, et reliant l'une à l'autre les deux amygdales.

28 avril. — Il est survenu ce matin une épistaxis légère: la dyspnée est plus marquée, bien que l'auscultation soit négative.

29 avril. — Une épistaxis profuse nécessite une injection d'ergotine. Malgré la gravité des symptômes locaux, l'état général reste assez bon.

1er mai.— Les fausses membranes se sont détachées sans se reproduire ; il ne reste à leur place que de légères exulcérations : le malade entre en convalescence.

8 mai. — La voix est nasonnée ; les liquides, pendant la déglutition, passent en petite abondance par le nez, si C... n'a pas soin de relever la tête en arrière pendant qu'il avale. L'examen de la gorge permet de reconnaître une anesthésie totale portant sur le voile du palais, et sur la paroi postérieure du pharynx. Le malade a beaucoup maigri. Dans les jours qui suivent, les troubles fonctionnels dus à la paralypsie du voile sont de plus en plus marqués. Le malade se lève, mais il lui est impossible de se soutenir sur les membres inférieurs.

Le 15 mai, un nouveau trouble fonctionnel est cons-

taté : le malade se plaint de ne point distinguer les objets ; il existe en effet des troubles de l'accommodation dus
à la parésie du muscle ciliaire : pour que la lecture soit
possible, il faut placer le livre à une très grande distance.

23 mai. — Il ne reste plus que quelques troubles fonctionnels du voile du palais ; aussi C.... est-il envoyé en
convalescence à Vincennes.

OBSERVATION XII (*inédite*)

Le malade dont nous venons de rapporter l'histoire (voir
observation XI) était couché au voisinage de l'un des an-
gles de la salle, dans le lit portant le n° 14. Au n° 16, c'est-
à-dire tout à fait dans son voisinage, se trouvait le nommé M... concierge, âgé de 48 ans.

Il était entré à l'hôpital de Lariboisière, 15 jours auparavant, pour des accidents fébriles. L'évolution de son affection avait bientôt démontré qu'il s'agissait d'une fièvre
typhoïde survenue chez un individu surmené.

La fièvre typhoïde suivait son cours, tout en présentant
une certaine gravité ; la prostration du malade était très
accusée, et il y avait une quantité abondante d'albumine
dans l'urine.

La déglutition devint bientôt difficile, et l'examen du
pharynx démontra l'existence de plaques pseudo-membraneuses sur les deux amygdales. Une angine diphthéríti-
que était venue se surajouter à la fièvre typhoïde. La ré-

sistance du malade étant à son maximum, l'affection fit bientôt de rapides progrès ; elle s'étendit aux fosses nasales ; le malade eut des'épistaxis, du jetage et des fausses membranes sur le bord libre des narines.

L'extension se fit aussi vers l'appareil respiratoire : la dyspnée, les signes fournis par la percussion et l'ausculta tion permirent bientôt en effet de reconnaître l'existence d'une bronchopneumonie pseudo-membraneuse.

Le malade mourut des suites d'un asphyxie progressive.

Observation XIII (*inédite*)

Parmi les élèves qui suivaient le service de M. le docteur Duguet, se trouvait un jeune étudiant, M. N..., âgé de 21 ans. Ce jeune homme était peu résistant ; depuis quelques jours il se plaignait de fièvre, et avait remarqué l'existence d'un zona intercostal ; nous devons ajouter aussi qu'il n'était point encore acclimaté, puisqu'il fréquentait l'hôpital seulement depuis quelques jours. Etudiant attentivement les malades, il avait examiné plus particulièrement le sang provenant d'une épistaxis abondante qu'avait eue le malade précédent, couché au lit n° 16. Il était même resté quelques instants auprès de lui et l'avait interrogé.

Le 20 mai, vers une heure de l'après midi, il sentit un violent frisson, et eut une sensation de malaise très accusé. Le soir, l'examen de la gorge démontra l'existence de quelques points blanchâtres dont la nature ne put être bien nettement déterminée. Le lendemain les phénomènes locaux étaient beaucoup plus graves: il existait en effet deux ou trois plaques d'un blanc grisâtre à la surface des amygdales; l'état général était grave. L'évolution de l'angine diphthéritique se fit pendant 14 jours. La maladie fut des plus graves, et après bien des péripéties, M. N.,., entra en convalescence. De nombreux accidents se succédèrent encore pendant plusieurs mois ; sans entrer dans les détails circonstanciés de l'observation, nous dirons que l'on eut à combattre des accidents nerveux paralysies multiples de la sensibilité et de la motilité, syncopes. La guérison ne fut complète qu'au bout de 5 mois.

M. N..., dont nous venons de rapporter l'observation, avait été soigné chez lui : la chambre où on l'avait isolé donnait sur une cour, séparant plusieurs maisons voisines occupées par de nombreux habitants. Une enquête faite dans le quartier, au point de vue de la propagation possible, est demeurée négative.

Cette dernière série d'observations, où la filiation de la maladie a été fort bien étudiée, comporte plusieurs déductions intéressantes que nous résumons de la façon suivante. Elle nous montre premièrement que la diphthérie peut se transmettre de l'hôpital en ville, puisque la cause première des faits observés a été un jeune sujet qui avait contracté la diphthérie aux enfants malades, et qui avait été ramené dans sa famille. Nous aurons à indiquer plus loin les mesures à prendre pour éviter de pareils accidents. En second lieu, nous voyons que l'état de dépression, le surmenage doivent entrer en ligne de compte, puisque des trois malades contagionnés successivement, l'un avait fait de longues marches à pied, l'autre était atteint d'une fièvre typhoïde grave, et que le troisième, M. N..., non encore acclimaté à l'hôpital, avait souffert d'un zona intercostal. Il y aurait certainement bien d'autres déductions à tirer encore, et il nous serait facile de montrer que la diphthérie, en se propageant, ne perd pas sa gravité : sur les quatre malades dont nous avons parlé, deux sont morts, et si les deux autres ont survécu, ce n'est qu'après de nombreuses péripéties ; ils ont présenté tous deux de longues manifestations paralytiques.

Notre pratique ne nous a point permis d'étudier complètement le rôle que peut jouer l'acclimatement dans les grands centres et en particulier à Paris. Nous avons pu, il est vrai, pendant le cours de nos études, reconnaître que dans la majorité des cas de fièvres typhoïdes que nous avons observées, il s'agissait de gens nouvellement arrivés à Paris. Désireux de savoir s'il en était de même de la diphthérie, nous avons interrogé nos maîtres et nos amis. Plusieurs d'entre eux nous ont dit avoir soigné ou opéré des malades qui ne résidaient dans un grand centre que depuis quelques temps. Il en est donc peut-être de la diphthérie comme pour les autres maladies contagieuses, et peut-être malheureusement doit-on souvent lui payer son tribut.

Aux causes de dépression physique, il faut certainement joindre les causes de dépression morale : nous voulons parler des personnes qui en contact plus ou moins direct avec des diphthéritiques craignent d'être contagionnées à leur tour. On nous a rapporté le fait suivant que nous choisissons entre beaucoup d'autres comme un exemple assez concluant.

Observation XIV (*inédite*)

M. H..., âgé de 44 ans, jouissant d'une excellente santé est appelé auprès d'un de ses neveux atteint de diphthérie. Tout en disant qu'il ne craignait nullement de contracter le mal, il prie à plusieurs reprises les médecins chargés de soigner le malade, d'examiner sa propre gorge. On ne découvre que quelques granulations sans importance Après la mort de son neveu M. H..., retourne chez lui, dans un grand centre. Trois jours après son retour, il a de la fièvre, de la difficulté pour avaler, et un examen attentif permet de reconnaître qu'il a la diphthérie. Ce court résumé n'est peut-être pas très concluant, car, indépendamment des mauvaises conditions morales, il faut tenir compte des fatigues occasionnées par les voyages. Si nous l'avons cité, c'est parce qu'il nous montre aussi comment la diphthérie peut être transporée d'une ville dans une autre.

L'étude rapide que nous venons de faire, et qui porte sur quelques-unes des conditions les plus favorables au développement de la diphthérie, nous permet de comprendre pourquoi, lorsque l'affection se déclare dans une famille, tous les membres ne sont point successivement atteints. Ceux en effet qui sont frappés sont les moins résistants.

Nous n'insisterons pas plus longtemps sur les conditions de réceptivité favorables au développement de la diphthérie. Nous n'avons certainement pas épuisé ce sujet si intéressant, et nous laissons à d'autres auteurs plus compétants le soin de l'exposer avec tous les détails qu'une longue expérience peut seule fournir.

CHAPITRE III

QÚELQUES CONSIDÉRATIONS SUR LES MESURES PRO-
PHYLACTIQUES A EMPLOYER POUR S'OPPOSER A
LA PROPAGATION DE LA DIPHTHÉRIE.

Nous avons montré quelle progression subit la diphthérie : nous avons fait voir quelques-uns des modes par
lesquels elle se propage. Nous nous proposons maintenant
de faire une revue critique des moyens qu'on lui oppose.
La prophylaxie des maladies contagieuses est d'une importance capitale, car si l'on suit scrupuleusement les règles
de l'hygiène, on peut non-seulement circonscrire les
foyers, mais encore s'opposer à leur extension. Le nombre
des moyens proposés pour arriver à ces résultats sont
très-divers, et nous n'avons point la prétention de les
énumérer tous.

La première partie de ce chapitre sera consacrée aux moyens employés dans les hôpitaux d'enfants.

Il y a quelques années, un auteur avait pu dire avec juste raison : « à l'hôpital des enfants, on ne meurt point des suites de l'affection pour laquelle on y entre, mais par le fait de la maladie qu'on y a contractée. » Aujourd'hui grâce aux mesures prises, cette assertion n'est plus aussi vraie. Les médecins ayant depuis longtemps remarqué que la promiscuité d'enfants atteints de diverses maladies contagieuses dans les mêmes salles, constituait un grand danger, ils avaient depuis bon nombre d'années réclamé la création de pavillons spéciaux réservés au traitement des diphthéritiques.

L'administration, qui tout d'abord avait tenu peu compte de leurs sages avis, s'est enfin décidée à construire des salles spéciales ! Le premier pavillon a été ouvert à l'hôpital Trousseau en 1879 ; celui de l'hôpital des enfants malades n'a fonctionné qu'à partir du mois de juillet 1882. Les cas intérieurs, autrefois très fréquents ont sensiblement diminué. On pourra s'en rendre compte par la lecture des chiffres suivants.

A l'hôpital Trousseau, la mortalité était en 1876, de 88/9 0/0, en 1877 de ·1,5 0/0, en 1878 de 79,7. En 1879, année de l'ouverture du pavillon, elle tombe à 70,6 0/0, pour décroître encore rapidement les années suivantes et rester au chiffre de 62,7 0/0.

Il en est de même à l'hôpital des enfants malades. En 1880 la mortalité est de 72,07 0/0 ; en 1882, on ouvre le pavillon, et la mortalité tombe à 60,07 ; en 1883, elle a été de 57,1.

Cette diminution plaide certainement en faveur de l'isolement. Mais cette mesure prophylactique a-t-elle donné tout ce que l'on était en droit d'en attendre ? Nous ne le croyons pas, et l'étude attentive que nous avons faite du fonctionnement de l'isolement à l'enfant Jésus nous l'a suffisamment prouvé. Le pavillon n'est point en effet placé à une distance convenable des salles réservées aux autres malades. Il est bâti tout près d'une cour où viennent jouer les enfants atteints de teigne ; ces derniers passent ainsi plusieurs heures sous les fenêtres des baraques d'isolement, et se trouvent de la sorte à deux pas du danger. La buanderie est toute voisine, et nombre des infirmières de l'hôpital sont obligées, par leurs occupations, de passer devant le pavillon. Elles se trouvent donc en rapport avec leurs compagnes spécialement désignées pour les soins à donner aux diphthéritiques ; et cette promiscuité n'est certainement pas exempte de dangers.

Les salles où sont soignés les enfants atteints de diphthérie présentent certainement réunies les conditions que demande une bonne hygiène : elles sont suffisamment éclairées, l'aération y est facile, et les lits ne sont pas trop tassés les uns contre les autres. Mais à côté de ces avantages, il y a bien des inconvénients. C'est ainsi par exemple que les salles dites d'attente, où sont placés les malades dont le diagnostic est douteux, sont situées dans le pavillon même, à l'une des extrémités des salles de diphthéritiques et séparées seulement par l'office, de la salle où se font les opérations. Si un enfant présente de la dyspnée avec accès, des quintes de toux, sans qu'on puisse affirmer qu'il soit atteint de diphthérie, on le place

dans l'une de ces petites chambres en attendant un diagnostic plus précis. S'il n'a point la diphthérie, il se trouve
dès lors dans les conditions les plus favorables pour la
contracter. C'est ainsi qu'en 1882 un jeune enfant de
quatre ans, atteint de laryngite striduleuse avait été
placé dans une de ces chambres d'observation, peu de
temps après leur ouverture. Lorqu'on eut reconnu au
bout de deux jours que l'enfant n'avait point la diphthérie,
il fut rendu à sa famille. Mais de retour chez lui, il ne
tarda pas à présenter tous les symptômes du croup, et il
fut ramené dans le pavillon où il avait contracté son
affection, et où il mourut.

Nous avions, pendant notre séjour dans les services
d'accouchement, et en particulier dans celui de M. le
D‍ Pinard, pu étudier et apprécier toutes les mesures
prises pour empêcher la contamination des femmes
nouvellement accouchées. Nous avions été pleinement
convaincu par notre maître, et sur ses conseils nous ne
craignions pas d'exagérer même les précautions. Ce ne
fut pas sans une certaine surprise, qu'en arrivant à l'hôpital des enfants, nous n'avons pas vu mettre en pratique
toutes les règles de la méthode dont nous avions admiré
les résultats. On a bien, il est vrai, à différentes reprises,
cherché à saturer l'air des salles de vapeurs médicamenteuses (solution phéniquée, vinaigre antiseptique,
goudron, térébenthine). Mais à côté de cela, les élèves du
service ne changent point de vêtements, ne font point
toutes les ablutions recommandées.

Il nous a été facile de faire voir que les objets et plus

particülièrement le linge, qui ont servi au traitement des
diphthériques, peuvent être un agent de contagion. Prend-
on à l'hôpital toutes les précautions nécessaires pour
qu'il n'en soit point ainsi? Non, bien certainement, et ce
n'est pas sans une grande surprise que nous avons appris
que le linge n'était pas lavé à l'hôpital même, bien qu'il
y existât une buanderie ; mais qu'on le transportait, pour
le blanchir, à l'hôpital Laënnec. Ce ne sont pas des récri-
minations que nous venons faire, mais de simples cons-
tatations qui, en indiquant le péril, permettront de
l'éviter.

Il y aurait encore beaucoup d'autres desiderata à rem-
plir : tous les jours en effet, à la consultation de l'hôpital,
les enfants atteints de croup ou d'angine diphthéritique
sont mêlés aux autres malades dans une immense salle
d'attente ; ils y séjournent pendant un temps plus ou
moins long, attendant leur tour. On nous objectera que
des difficultés matérielles s'opposent à ce qu'il en soit
ainsi ; nous répondrons que la chose nous paraît cependant facile, en faisant exercer une sorte de surveillance
sur tous les malades qui arrivent, par une personne plus
compétente qu'un infirmier, et en isolant, dès leur arrivée
à l'hôpital, les enfants atteints de diphthérie.

La lecture de l'observation XI a montré le danger qu'il
y a à faire sortir de l'hôpital, pour le rendre à ses parents,
un enfant atteint de croup. Une règle de police intérieure
devrait défendre qu'il en soit ainsi, et on devrait faire
pour la diphthérie ce que dans ces derniers mois on a
fait pour le choléra. L'enfant ne devrait être rendu aux
siens qu'après un temps plus ou moins long : et il serait

bon de désinfecter ses vêtements en les faisant passer par exemple à l'étuve.

On ne peut bien certainement interdire aux parents l'entrée des pavillons d'isolement : le sentiment qui les amène auprès de leurs enfants est vraiment trop noble pour qu'on ne puisse le respecter. Mais à quoi bon laisser entrer aux jours de visite des enfants sinon dans le pavillon, tout au moins dans l'hôpital : il est inutile en effet. de les laisser venir dans des foyers plus ou moins contaminés, et on pourrait montrer aux parents, souvent ignorants des lois de l'hygiène, les dangers qu'ils font courir aux leurs.

Nous n'avons pu suffisamment étudier la façon dont on se débarrasse des produits de sécrétion des diphthéritiques ; nous supposons qu'on les détruit de façon à ce qu'ils ne puissent plus devenir une source nouvelle de contagion.

L'isolement demande donc à être plus scrupuleusement établi, ce n'est qu'en le perfectionnant, que l'on pourra diminuer encore le nombre des cas de contagion intérieure dans les hôpitaux d'enfants. Ce sujet mérite l'attention des hygiénistes, et nous ne doutons pas que sous peu, il ne soit traité comme il le mérite par des auteurs plus compétent que nous.

Il nous reste, pour ce qui a trait à l'hôpital, à nous occuper du mode de transport qui offre le moins de chance possible, au point de vue de la propagation de l'affection ; nous ne reviendrons point sur le rôle des voitures publiques que nous avons antérieurement indiqué. Quant des parents ne peuvent faire donner chez eux à leurs

enfants les soins que nécessite leur maladie, ils doivent
se préoccuper du moyen de faire conduire le petit dipthéritique dans les hôpitaux. Ils ignorent le plus souvent comment ils doivent s'y prendre ; et cependant une instruction détaillée a été élaborée par le conseil d'hygiène publique et de salubrité. Cette instruction n'a pas reçu toute
la publicité désirable, et néanmoins elle est très explicite ;
nous en détachons le paragraphe suivant : « A Paris les
familles qui désirent faire soigner leurs enfants à l'hôpital, s'adresseront le plus tôt possible au poste central de
police de leur arrondissement, ou au commissariat de
police de leur quartier ; et il sera mis gratuitement à leur
disposition, sur le vu d'un certificat de médecin, une
voiture pour le transport. » Ces voitures ont déjà rendu
des services pour le transport des varioleux ; nous les
avons vu fonctionner régulièrement pendant la dernière
épidémie de choléra. Il est à souhaiter qu'on en augmente
le nombre et qu'on en vulgarise l'usage.

En ville, les mesures prophylactiques à prendre sont
beaucoup plus nombreuses. Il est en effet le plus souvent
impossible d'arriver à un isolement absolu. On a pensé
atteindre ce but par différents moyens : on s'est demandé
s'il ne serait pas possible par exemple de créer des maisons spéciales, des lazarets où des pavillons séparés les
uns des autres permettraient de recevoir les enfants et les
parents qui voudraient continuer à leur donner des soins.
C'est là une opinion que nous avons entendu formuler
plus d'une fois par un des chirurgiens les plus compétents
en matière de diphthérie. Il n'est pas malheureusement
dans nos mœurs de pouvoir agir ainsi ; et il sera bien

difficile d'établir à Paris pour la diphthérie les mesures analogues à celles qui sont en vigueur dans certaines villes du littoral pour combattre la peste ou les maladies exotiques.

Dans les conditions où se trouve ordinairement le médecin, sa première préoccupation, alors qu'il a donné au malade les soins que réclame son état, est de rendre aussi inoffensif que possible le dipthéritique lui-même, et le milieu dans lequel il est soigné. Si, ce qui arrive très-fréquemment, il existe d'autres enfants dans la famille ou même dans la maison, on doit les éloigner. En se conformant à ce précepte, on pourra s'opposer presque sûrement à l'extension du mal.

Nous connaissons une famille composée de huit enfants. L'un d'eux fut atteint du croup en avril 1882 ; on put empêcher que ses frères et ses sœurs fussent en rapport avec lui, et on les en tint éloignés pendant plusieurs mois. Le cas resta isolé dans cette nombreuse famille.

Mais en cherchant à réaliser cet isolement, on se trouve en présence de difficultés sans nombre : le médecin conseille de faire partir les enfants ; les parents ne savent où les envoyer. Cette question a préoccupé tout particulièrement M. le Dr Ollivier, et ces difficultés, il les a, lui aussi, signalées : « C'est la famille même qu'il faut avoir d'abord en vue : s'il y a plusieurs enfants, on aura soin de leur faire quitter la maison et surtout l'appartement dans lequel un cas s'est montré. Peut-être pourrait-on étudier certaines dispositions qui faciliteraient singulièrement la mise en pratique de cette mesure. Tous les médecins des bureaux de bienfaisance ou des sociétés de secours mutuels pourront porter le même témoignage sous ce rapport On constate l'existence d'un cas de diphthérie, de rougeole ou de variole dans une famille d'ouvriers occupant un logement de une ou deux pièces ; la première chose que l'on fait, c'est d'avertir le père ou la mère du danger couru par les autres enfants, et de les engager à les envoyer ailleurs pendant quelques jours. Et quatre fois sur cinq le père ou la mère répondent : — comment voulez-vous que nous fassions ? Les envoyer où ? Par quels moyens ? — Malheureusement, le médecin est obligé, en face de ces questions, de se borner à conseiller le transport du petit malade à l'hôpital. N'y aurait-il pas quelquefois moyen de procéder autrement, de laisser soigner ce dernier à domicile et d'isoler ses frères et sœurs pendant quelques jours dans des asiles préparés dans ce but ?

Nous avons des établissements pour les enfants cachectiques ou affaiblis, des maisons de convalescence ; ne serait-il pas possible, sans trop grands frais, d'établir des services d'isolement pour les enfants bien portants de la ville, en cas de maladie contagieuse dans les familles pauvres ? »

Cette question de l'isolement comporte encore d'autres indications : il faut éviter le passage et l'agglomération de personnes dans la chambre du diphthéritique. C'est par la persuasion que l'on atteindra ce but. On fera comprendre à l'entourage du malade tous les dangers de propagation possible et par exemple on cherchera à les convaincre que la plus grande quantité d'air pur est nécessaire au patient lui-même.

On a cherché à saturer l'athmosphère des appartements

par des vapeurs médicamenteuses. Dans ces derniers temps, M. Delthil, de Nogent, a mis en honneur la pratique des vaporisatious de goudron et de térébenthine. Il a publié ses résultats au congrès pour l'avancement des sciences de Blois (1884); d'autres auteurs ont eu recours aux vapeurs phéniquées; pendant fort longtemps M. Bouchut saturait l'athmosphère de goudron. Ces mesures sont bonnes certainement, et on pourra y avoir recours; malheureusement on ne connaît jusqu'à ce jour auĉun médicament qui préserve sûrement de la diphthérie.

Pendant l'évolution de l'affection, toutes les mesures de désinfection devront être prises. Les produits de sécrétion rendus à la suite de quintes de toux seront soit brûlés, soit mélangés à des solutions antiseptiques. C'est ainsi, par exemple, que l'on pourra recourir aux solutions de chlorure de zinc ou de sulfate de cuivre. Tous les objets, et nous insistons tout particulièrement sur ce point, seront détruits s'ils n'ont pas grande valeur; quand aux verres, aux tasses, aux assiettes, on les lavera dans une des solutions que nous avons indiquées plus haut, et ils séjourneront pendant un temps plus ou moins long dans l'eau bouillante. Nous ne reviendrons pas sur les précautions que doivent prendre les personnes qui donnent leurs soins aux malades: elles doivent être en ville ce qu'elles doivent être à l'hôpital. Des ablutions fréquentes seront faites, et les vêtements seront désinfectés par leur passage à l'étuve. C'est par une surveillance de tous les instants, c'est par l'excès même des précautions que l'on évitera de devenir soi-même un agent de contage.

Lorsque la maladie aura évolué, quelle qu'en soit l'issue, il restera encore beaucoup à faire. Le linge, par exemple, devra être arrosé avec des solutions appropriées, et au moment de la lessive, il ne devra pas être mélangé au linge provenant d'autres familles.

Ce que nous disons du linge, nous pourrions le répéter pour les vêtements.

La chambre où aura séjourné le malade, la literie qui aura servi devront être désinfectées d'une façon tout aussi rigoureuse : les moyens ne manquent pas, on n'aura qu'à choisir. Un des modes de désinfection les plus commodes est certainement celui qui a été mis en honneur et dont l'efficacité a été démontrée par un de nos hygiénistes les plus illustres, M. le professeur Vallin. L'acide sulfureux si facile à obtenir et si peu coûteux peut être employé en pareil cas. C'est cet agent de désinfection que d'ailleurs recommande le comité d'hygiène publique et de salubrité. Nous transcrivons le paragraphe de l'instruction qui a trait au mode d'emploi de cet agent : « après avoir fermé toutes les ouvertures, on placera sur un lit de sable une terrine contenant des charbons ardents sur lesquels on mettra une quantité de soufre concassé, proportionnelle à la capacité de la pièce (20 gr. par mètre cube. » Une bonne précaution consistera à ne point habiter la chambre pendant quelque temps, et aussi à la faire repeindre, s'il est possible.

C'est en se conformant à tous ces préceptes, que l'on pourra s'opposer à la propagation de la diphthérie : il est à désirer que notre législation suive l'exemple que lui ont donné l'Angleterre, la Belgique, l'Allemagne et la Hollande ; et qu'une loi de police sanitaire règle la conduite à tenir en pareille circonstance.